中医脉图
（自绘版）

师承 ◎ 编

中国中医药出版社
·北京·

图书在版编目（CIP）数据

中医脉图：自绘版 / 师承编 . —北京：中国中医
药出版社，2020.12
ISBN 978-7-5132-6539-3

Ⅰ . ①中… Ⅱ . ①师… Ⅲ . ①脉学 Ⅳ . ① R241.1

中国版本图书馆 CIP 数据核字（2020）第 229759 号

中国中医药出版社出版

北京经济技术开发区科创十三街 31 号院二区 8 号楼
邮政编码　100176
传真　010-64405721
廊坊市晶艺印务有限公司印刷
各地新华书店经销

开本 710×1000　1/16　印张 2　字数 21 千字
2020 年 12 月第 1 版　2020 年 12 月第 1 次印刷
书号　ISBN 978 – 7 – 5132 – 6539 – 3

定价　15.00 元
网址　www.cptcm.com

社 长 热 线　010-64405720
购 书 热 线　010-89535836
维 权 打 假　010-64405753

微信服务号　zgzyycbs
微商城网址　https://kdt.im/LIdUGr
官 方 微 博　http://e.weibo.com/cptcm
天猫旗舰店网址　https://zgzyycbs.tmall.com

如有印装质量问题请与本社出版部联系（010-64405510）

编辑的话

中医脉诊的"大学之道"
——我们为什么要策划出版《中医脉图（自绘版）》

每位中医医师，在学习和临床时，都需要一个脉图自绘笔记本。

记录"左右手、寸关尺、浮中沉"上的脉力等具体脉象。

用红笔、黑笔分别标记各个部位的脉力强、脉力弱（大于、小于"正常健康脉力"），以此来诊断"阴阳盛衰"的病机大势。

儒家经典《大学》讲求"大学之道"的顺序：

格致 [明亲] →诚正 [止定] →修齐 [静安] →治平 [虑得]

最后才能"得（平天下）"。

不急不躁，不慌不忙，水滴石穿，功到自成。

比如，对于焦点问题"正常健康脉力"的判断：

我们是如何分辨热水和冷水的？寒热温度的"正常点"在哪里？

我们是如何分辨胖和瘦的？每个人的"正常点"在哪里？

其实我们每个人都知道：

整体感觉，日积月累，千锤百炼，熟能生巧！

先从第一个脉图自绘 100 天开始。

刘观涛

2020 年 11 月 11 日

001　　姓名：＿＿＿＿＿＿　病机：＿＿＿＿＿＿＿　方证：＿＿＿＿＿＿＿

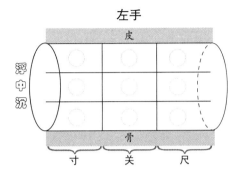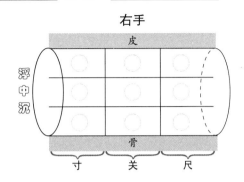

002　　姓名：＿＿＿＿＿＿　病机：＿＿＿＿＿＿＿　方证：＿＿＿＿＿＿＿

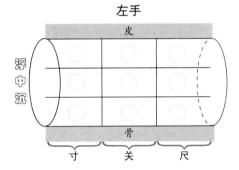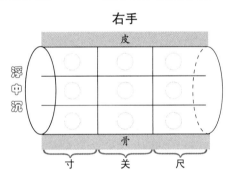

003　　姓名：＿＿＿＿＿＿　病机：＿＿＿＿＿＿＿　方证：＿＿＿＿＿＿＿

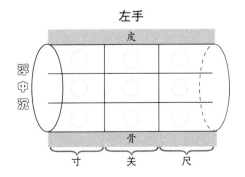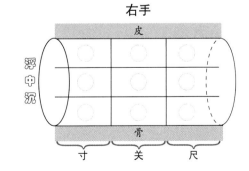

004　　姓名：＿＿＿＿＿　病机：＿＿＿＿＿　方证：＿＿＿＿＿

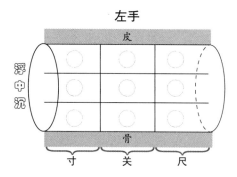
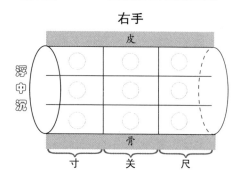

005　　姓名：＿＿＿＿＿　病机：＿＿＿＿＿　方证：＿＿＿＿＿

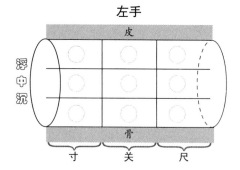
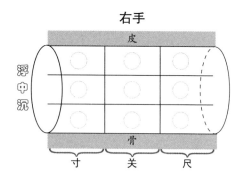

006　　姓名：＿＿＿＿＿　病机：＿＿＿＿＿　方证：＿＿＿＿＿

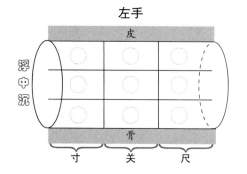
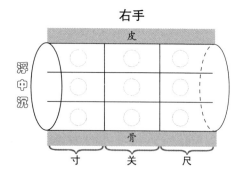

007　　姓名：_____　病机：_____　方证：_____

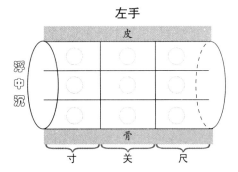 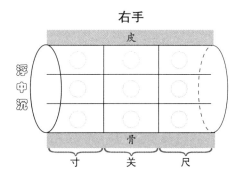

008　　姓名：_____　病机：_____　方证：_____

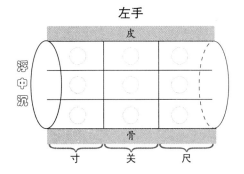 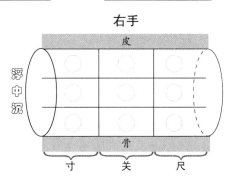

009　　姓名：_____　病机：_____　方证：_____

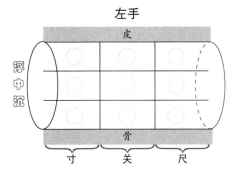 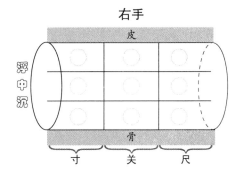

010　　姓名：＿＿＿＿＿＿　病机：＿＿＿＿＿＿　方证：＿＿＿＿＿＿

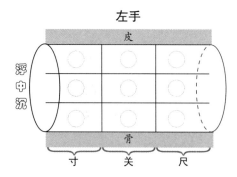 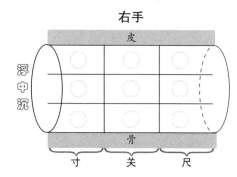

011　　姓名：＿＿＿＿＿＿　病机：＿＿＿＿＿＿　方证：＿＿＿＿＿＿

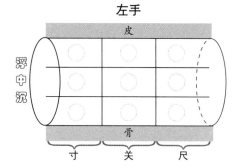 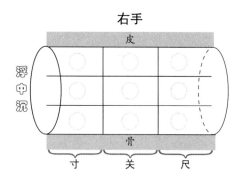

012　　姓名：＿＿＿＿＿＿　病机：＿＿＿＿＿＿　方证：＿＿＿＿＿＿

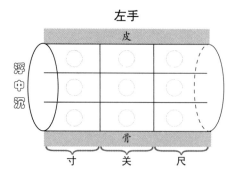 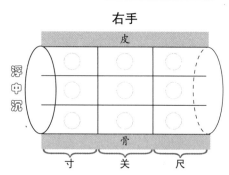

013　　姓名：＿＿＿＿＿＿＿　病机：＿＿＿＿＿＿＿　方证：＿＿＿＿＿＿＿＿

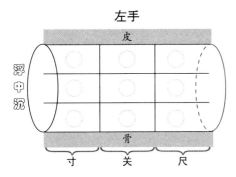
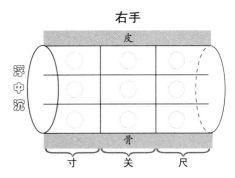

014　　姓名：＿＿＿＿＿＿＿　病机：＿＿＿＿＿＿＿　方证：＿＿＿＿＿＿＿＿

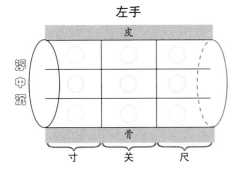
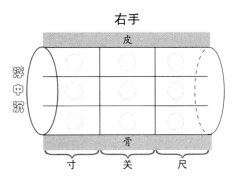

015　　姓名：＿＿＿＿＿＿＿　病机：＿＿＿＿＿＿＿　方证：＿＿＿＿＿＿＿＿

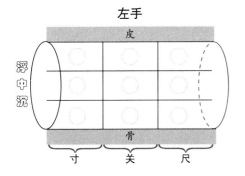
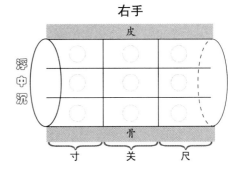

016　　姓名：_____　　病机：_____　　方证：_____

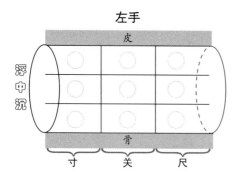
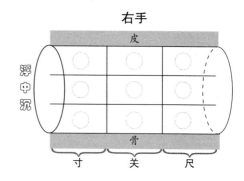

017　　姓名：_____　　病机：_____　　方证：_____

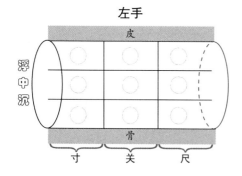
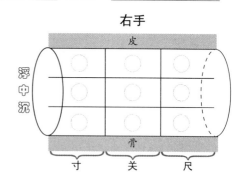

018　　姓名：_____　　病机：_____　　方证：_____

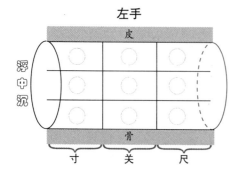
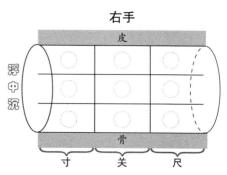

019　　姓名：_____　病机：_____　方证：_____

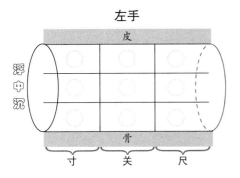 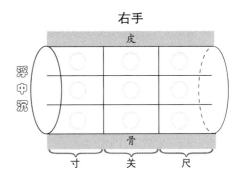

020　　姓名：_____　病机：_____　方证：_____

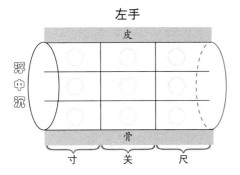 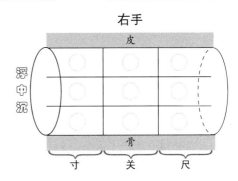

021　　姓名：_____　病机：_____　方证：_____

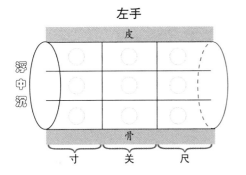 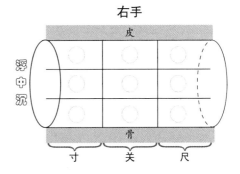

022　　姓名：_____　病机：_____　方证：_____

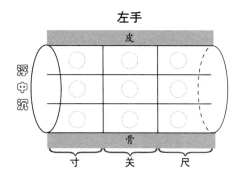 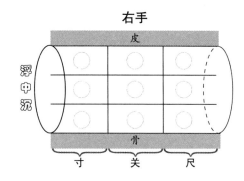

023　　姓名：_____　病机：_____　方证：_____

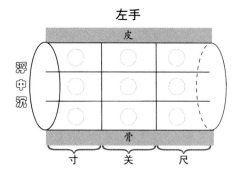 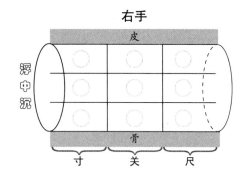

024　　姓名：_____　病机：_____　方证：_____

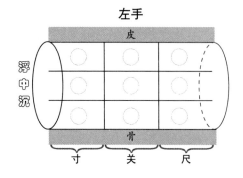 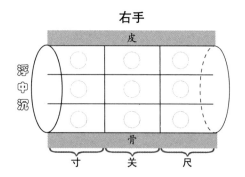

025　姓名：_____　病机：_____　方证：_____

左手

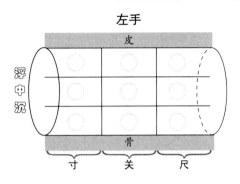

右手

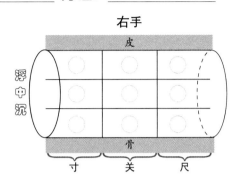

026　姓名：_____　病机：_____　方证：_____

左手

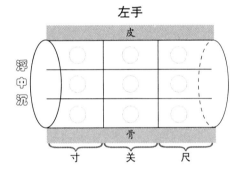

右手

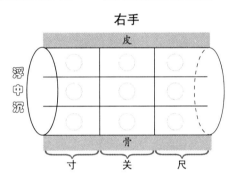

027　姓名：_____　病机：_____　方证：_____

左手

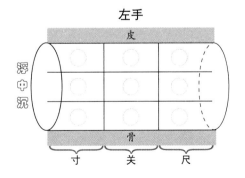

右手

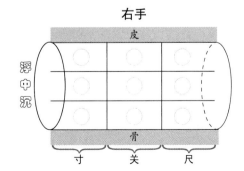

028　　姓名：_____　病机：_____　方证：_____

左手　　　　　　　　　　　　右手

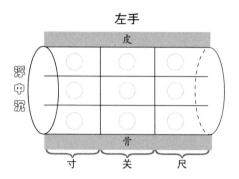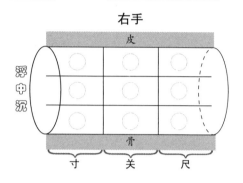

029　　姓名：_____　病机：_____　方证：_____

左手　　　　　　　　　　　　右手

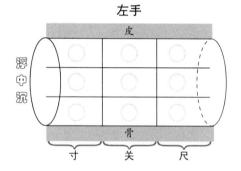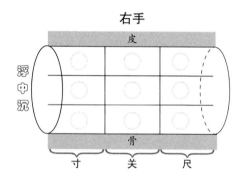

030　　姓名：_____　病机：_____　方证：_____

左手　　　　　　　　　　　　右手

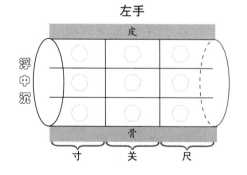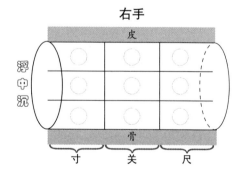

031　　姓名：＿＿＿＿＿　病机：＿＿＿＿＿＿　方证：＿＿＿＿＿＿

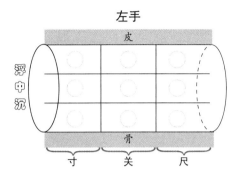
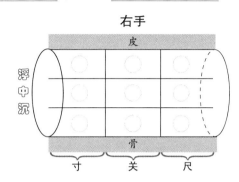

032　　姓名：＿＿＿＿＿　病机：＿＿＿＿＿＿　方证：＿＿＿＿＿＿

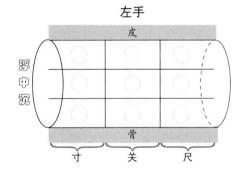
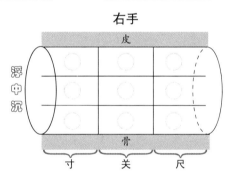

033　　姓名：＿＿＿＿＿　病机：＿＿＿＿＿＿　方证：＿＿＿＿＿＿

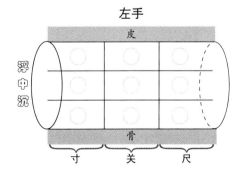
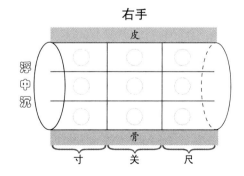

034　　姓名：＿＿＿＿＿　病机：＿＿＿＿＿＿　方证：＿＿＿＿＿＿＿

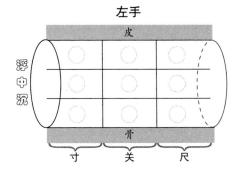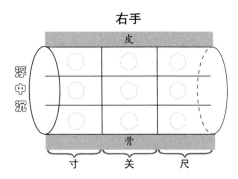

035　　姓名：＿＿＿＿＿　病机：＿＿＿＿＿＿　方证：＿＿＿＿＿＿＿

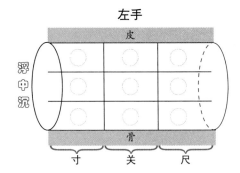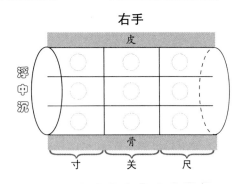

036　　姓名：＿＿＿＿＿　病机：＿＿＿＿＿＿　方证：＿＿＿＿＿＿＿

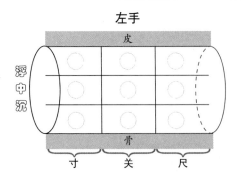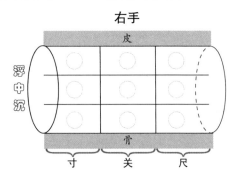

037　　姓名：＿＿＿＿＿　病机：＿＿＿＿＿＿　方证：＿＿＿＿＿＿

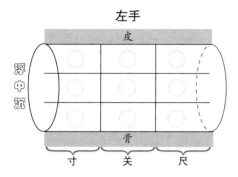
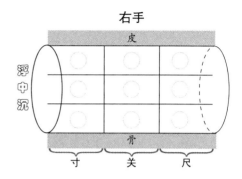

038　　姓名：＿＿＿＿＿　病机：＿＿＿＿＿＿　方证：＿＿＿＿＿＿

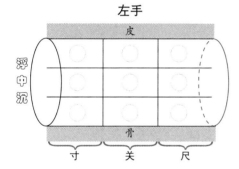
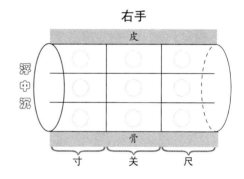

039　　姓名：＿＿＿＿＿　病机：＿＿＿＿＿＿　方证：＿＿＿＿＿＿

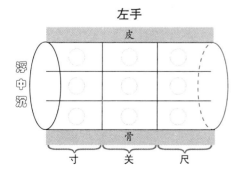
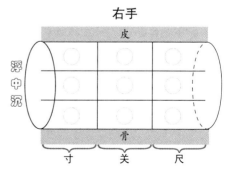

040　　姓名：＿＿＿＿＿　病机：＿＿＿＿＿　方证：＿＿＿＿＿

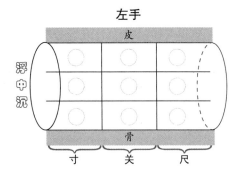
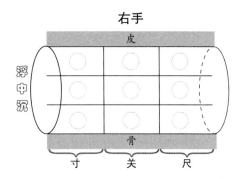

041　　姓名：＿＿＿＿＿　病机：＿＿＿＿＿　方证：＿＿＿＿＿

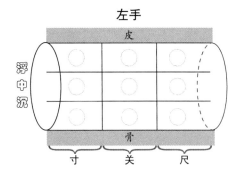
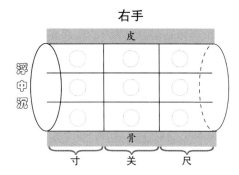

042　　姓名：＿＿＿＿＿　病机：＿＿＿＿＿　方证：＿＿＿＿＿

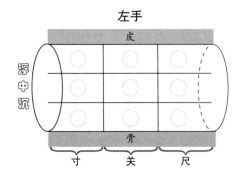
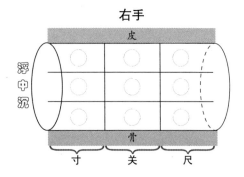

043　　姓名：_____　病机：_____　方证：_____

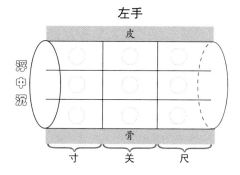
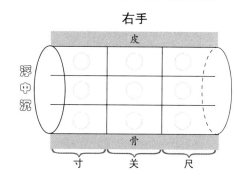

044　　姓名：_____　病机：_____　方证：_____

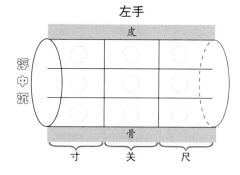
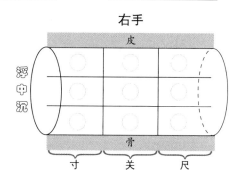

045　　姓名：_____　病机：_____　方证：_____

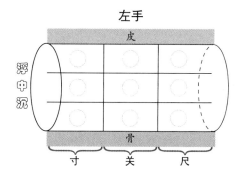
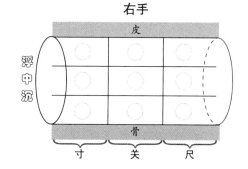

046　　姓名：_____　病机：_____　方证：_____

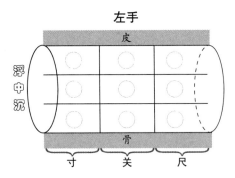 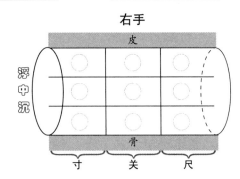

047　　姓名：_____　病机：_____　方证：_____

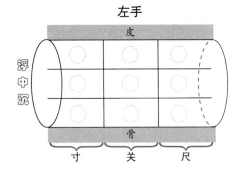 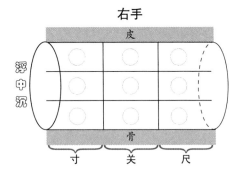

048　　姓名：_____　病机：_____　方证：_____

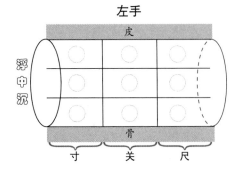 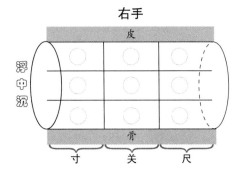

049　姓名：_____　病机：_____　方证：_____

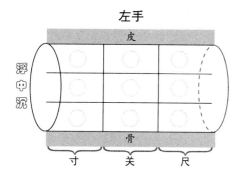
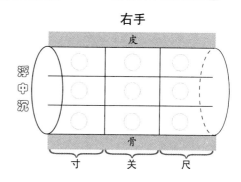

050　姓名：_____　病机：_____　方证：_____

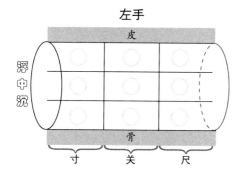
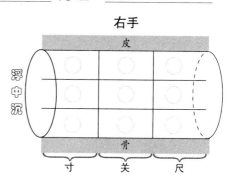

051　姓名：_____　病机：_____　方证：_____

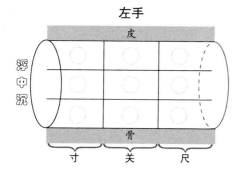
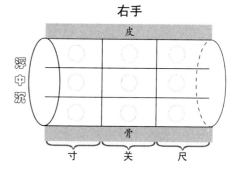

052　　姓名：＿＿＿＿＿　病机：＿＿＿＿＿＿　方证：＿＿＿＿＿＿

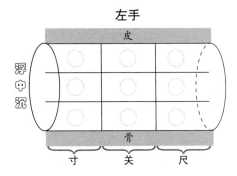
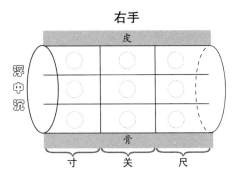

053　　姓名：＿＿＿＿＿　病机：＿＿＿＿＿＿　方证：＿＿＿＿＿＿

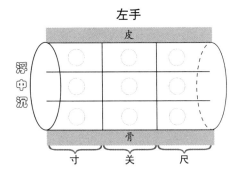
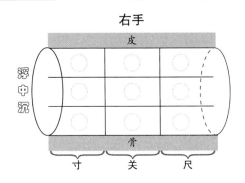

054　　姓名：＿＿＿＿＿　病机：＿＿＿＿＿＿　方证：＿＿＿＿＿＿

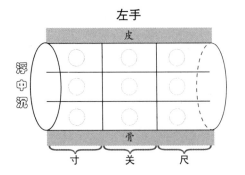
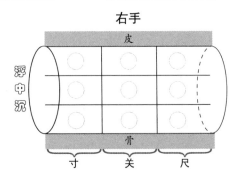

055　　姓名：_____　病机：_____　方证：_____

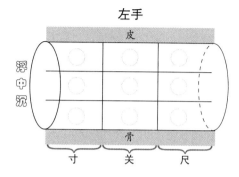
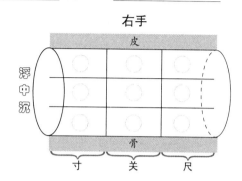

056　　姓名：_____　病机：_____　方证：_____

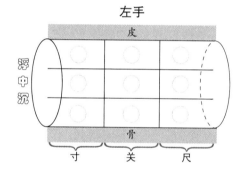
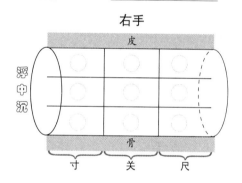

057　　姓名：_____　病机：_____　方证：_____

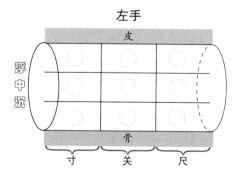
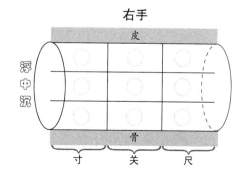

058　　姓名：＿＿＿＿＿＿　病机：＿＿＿＿＿＿　方证：＿＿＿＿＿＿

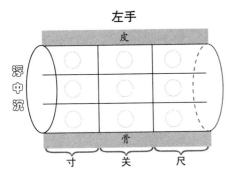
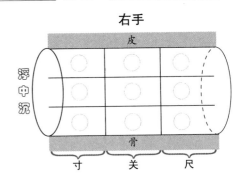

059　　姓名：＿＿＿＿＿＿　病机：＿＿＿＿＿＿　方证：＿＿＿＿＿＿

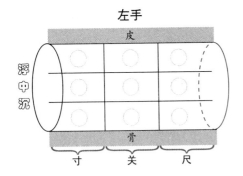
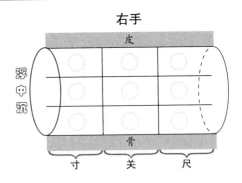

060　　姓名：＿＿＿＿＿＿　病机：＿＿＿＿＿＿　方证：＿＿＿＿＿＿

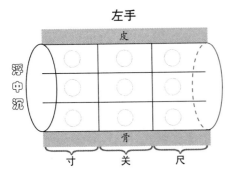
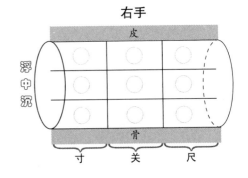

061　　姓名：_____　病机：_____　方证：_____

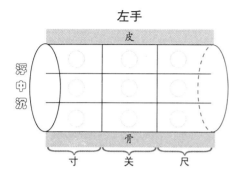
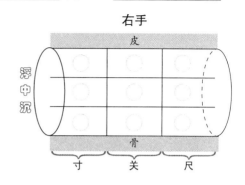

062　　姓名：_____　病机：_____　方证：_____

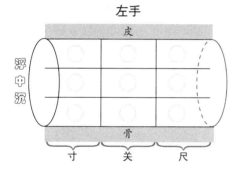
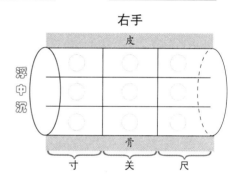

063　　姓名：_____　病机：_____　方证：_____

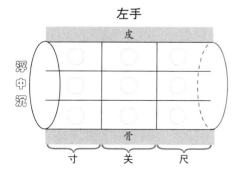
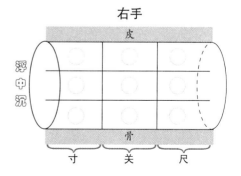

064　　姓名：_____　病机：_____　方证：_____

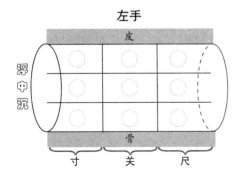 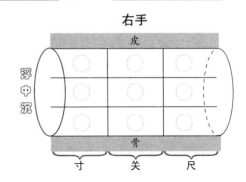

065　　姓名：_____　病机：_____　方证：_____

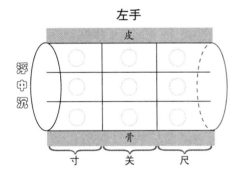 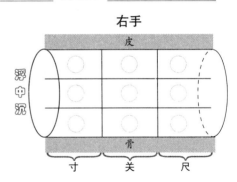

066　　姓名：_____　病机：_____　方证：_____

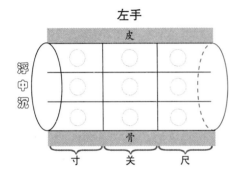 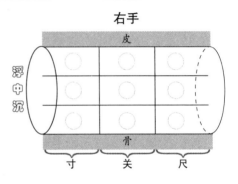

067　　姓名：＿＿＿＿＿＿　病机：＿＿＿＿＿＿＿　方证：＿＿＿＿＿＿＿

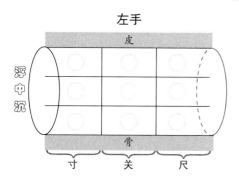
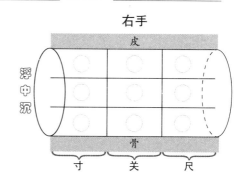

068　　姓名：＿＿＿＿＿＿　病机：＿＿＿＿＿＿＿　方证：＿＿＿＿＿＿＿

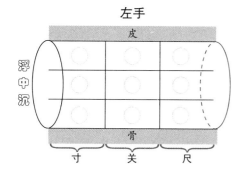
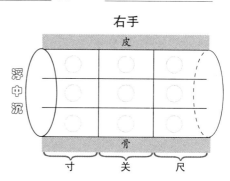

069　　姓名：＿＿＿＿＿＿　病机：＿＿＿＿＿＿＿　方证：＿＿＿＿＿＿＿

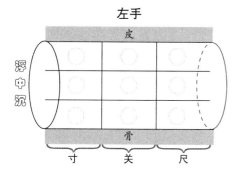
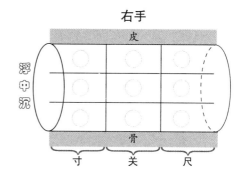

070　　姓名：＿＿＿＿＿　病机：＿＿＿＿＿＿　方证：＿＿＿＿＿＿＿

左手　　　　　　　　　　　　　　　右手

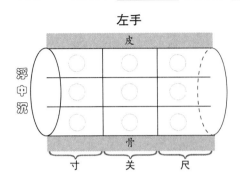
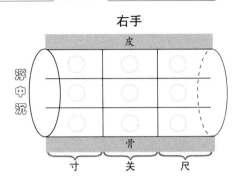

071　　姓名：＿＿＿＿＿　病机：＿＿＿＿＿＿　方证：＿＿＿＿＿＿＿

左手　　　　　　　　　　　　　　　右手

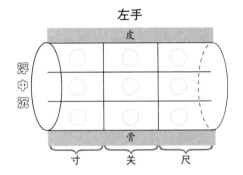
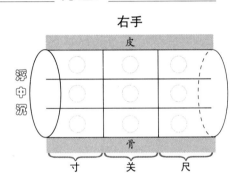

072　　姓名：＿＿＿＿＿　病机：＿＿＿＿＿＿　方证：＿＿＿＿＿＿＿

左手　　　　　　　　　　　　　　　右手

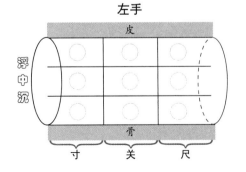
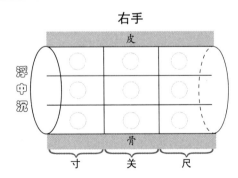

073　　姓名：＿＿＿＿＿　病机：＿＿＿＿＿＿　方证：＿＿＿＿＿＿

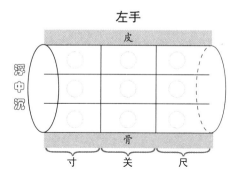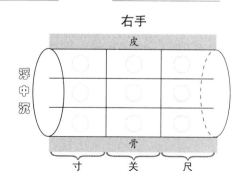

074　　姓名：＿＿＿＿＿　病机：＿＿＿＿＿＿　方证：＿＿＿＿＿＿

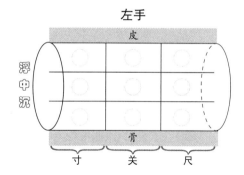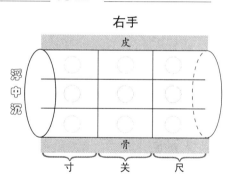

075　　姓名：＿＿＿＿＿　病机：＿＿＿＿＿＿　方证：＿＿＿＿＿＿

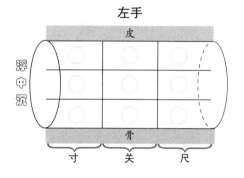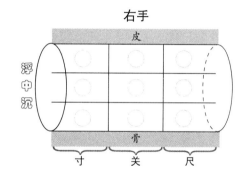

076　　姓名：_____　病机：_____　方证：_____

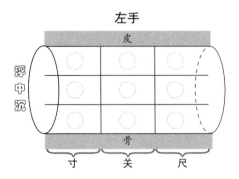
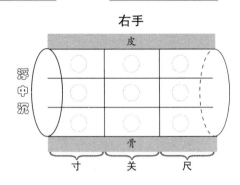

077　　姓名：_____　病机：_____　方证：_____

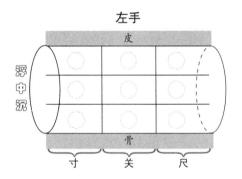
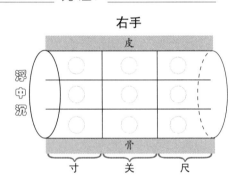

078　　姓名：_____　病机：_____　方证：_____

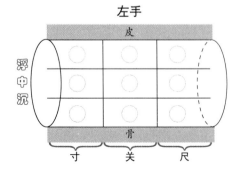
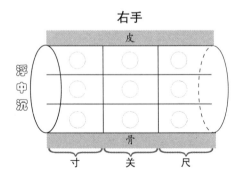

079　　姓名：_____　病机：_____　方证：_____

左手　　　　　　　　　　　　　　右手

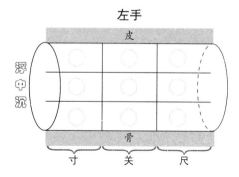
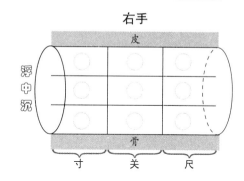

080　　姓名：_____　病机：_____　方证：_____

左手　　　　　　　　　　　　　　右手

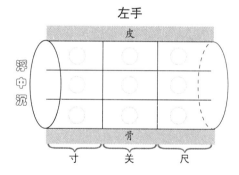
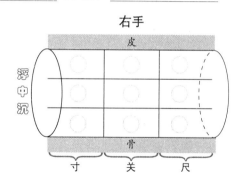

081　　姓名：_____　病机：_____　方证：_____

左手　　　　　　　　　　　　　　右手

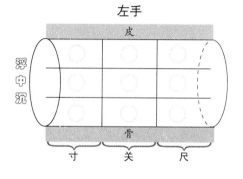
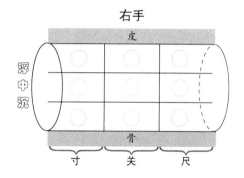

082　　姓名：＿＿＿＿＿　病机：＿＿＿＿＿＿　方证：＿＿＿＿＿＿

左手　　　　　　　　　　　　　　右手

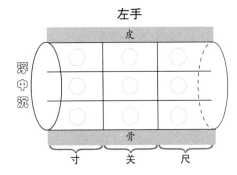
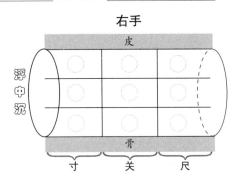

083　　姓名：＿＿＿＿＿　病机：＿＿＿＿＿＿　方证：＿＿＿＿＿＿

左手　　　　　　　　　　　　　　右手

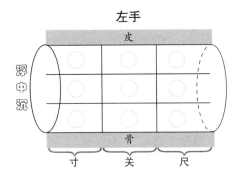
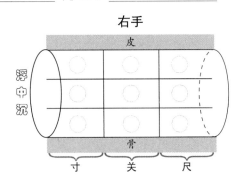

084　　姓名：＿＿＿＿＿　病机：＿＿＿＿＿＿　方证：＿＿＿＿＿＿

左手　　　　　　　　　　　　　　右手

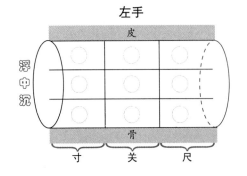
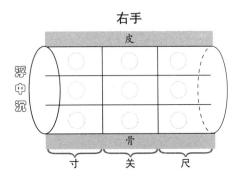